Yolima Carmona Gonzalez

Cuidado de Enfermeria a Persona viviedo con VIH SIDA

Yolima Carmona Gonzalez

Cuidado de Enfermeria a Persona viviedo con VIH SIDA

Entre valores y principios morales

Editorial Académica Española

Imprint

Any brand names and product names mentioned in this book are subject to trademark, brand or patent protection and are trademarks or registered trademarks of their respective holders. The use of brand names, product names, common names, trade names, product descriptions etc. even without a particular marking in this work is in no way to be construed to mean that such names may be regarded as unrestricted in respect of trademark and brand protection legislation and could thus be used by anyone.

Cover image: www.ingimage.com

Publisher:
Editorial Académica Española
is a trademark of
International Book Market Service Ltd., member of OmniScriptum Publishing Group
17 Meldrum Street, Beau Bassin 71504, Mauritius

Printed at: see last page
ISBN: 978-3-639-60151-0

SIGNIFICADO DE LA EXPERIENCIA DE CUIDADO A PERSONAS VIVIENDO CON VIH/SIDA, EN PROFESIONALES DE ENFERMERÍA A PARTIR DE SUS VALORES[1]

Yolima Carmona Gonzalez[2]

INTRODUCCIÓN

Debido a las magnitudes de las implicaciones sociales, económicas y políticas, la infección por el VIH se ha convertido en uno de los mayores problemas de salud contemporáneos. Son numerosos los esfuerzos por prevenir que más personas contraigan esta enfermedad. Según estudios realizados sobre el tema, el crecimiento general de la epidemia mundial de SIDA parece que se ha estabilizado: el número anual de nuevas infecciones ha estado disminuyendo constantemente desde finales de 1990 y en los últimos años se ha reducido, gracias a la progresión considerable de la terapia con los antirretrovirales, las muertes relacionadas con SIDA[3]. Sin embargo la UNESCO[4] expresa que una realidad que aún persiste son las actitudes de distinción o diferencia hacia las personas que viven con esta enfermedad. La estigmatización y discriminación que sufren estas personas se manifiestan de diversas maneras, tales como el abandono, el rechazo y la exclusión en varios escenarios, el familiar, laboral, política, la educación, en actividades sociales, deportivas e incluso, en el sector salud el cual tiene la responsabilidad social de cuidarlos y de garantizar su bienestar.

---

[1] El presente documento recoge el planteamiento y desarrollo del trabajo de grado realizado para obtener el título de Magíster en Bioética por la Universidad El Bosque. Este trabajo fue realizado en el área de investigación: SALUD, específicamente en la línea de investigación: DILEMAS Y PROBLEMAS EN LAS PRÁCTICAS CLINICAS. La tutoría estuvo a cargo del Boris Pinto

[2] yolimacrmngnzlz@gmail.com

[3] ONUSIDA. Global Report 2010, Informe sobre la epidemia mundial de sida 2010. [en línea]. http://www.unaids.org/globalreport/Global_report_es.htm, [consultado en 23 de octubre de 2011]

[4] UNESCO. Estigma y Discriminación por el VIH/SIDA: Un Enfoque antropológico. En Estudios e Informes, Serie Especial (20). 2003. P 1

María Isabel Peñarrieta[5] en un estudio sobre la experiencia de vivir con VIH/SIDA en Latinoamérica describe que la mayor dificultad que padecen las personas que viven con la enfermedad es la discriminación en los centros de salud. Similar situación se puede observar en los hospitales colombianos, por ejemplo, en observaciones preliminares, para esta investigación, en una institución hospitalaria de la Ciudad de Cartagena, el Hospital Universitario del Caribe (HUC), parecería notarse manifestaciones tales como exageración de las medidas de bioseguridad, postergación o negación del cuidado, inquietudes relacionadas con el conocimiento de la fuente de contagio, entre otros.

También se puede apreciar que el cuidado a persona con VIH/SIDA se modifica según el servicio o área hospitalaria. En Servicios de urgencia y hospitalización general los profesionales de enfermería hacen más evidentes las actitudes de distinción o diferencia. En cambio, en servicios de hospitalización especial como infectología, donde los profesionales de enfermería comparten experiencias cercanas con las personas que viven con el VIH, se establecen relaciones más estrechas, de confianza, comunicación y hasta de confidencialidad. El estudio **"La empatía, la inclusión y enclaves: la cultura del cuidado de las personas con VIH/SIDA y las implicaciones de enfermería"**[6] indica que enfermero/as con una amplia experiencia en el cuidado de personas que viven con VIH, prefieren trabajar en esta área por el alto grado de igualitarismo que en ella se puede lograr.

La evidencia de las investigaciones mencionadas y lo observado en los distintos servicios y áreas de atención en el Hospital Universitario del Caribe (HUC), conducen a pensar que las respuestas a las experiencias de cuidado del profesional de enfermería a personas con VIH/SIDA son variadas. En esta investigación se asume que en ésta multivariación de respuestas y acciones intervienen factores como los conocimientos que posea sobre la enfermedad, la responsabilidad deontológica que le asigna la profesión y los propios principios

---

[5] PEÑARRIETA, María Isabel, et al. Experiencia de vivir con el VIH / SIDA en un país latino: un análisis cualitativo. En Cultura de los cuidados. Año X, (20). 2006. ISSN 1138-1728, p. 74
[6] HODGSON, Ian. Empathy, inclusion and enclaves: the culture of care of people with HIV/AIDS and nursing implications. En Journal of Advanced Nursing Vol. 55 (3). 2006. P 283-90

éticos. Sin embargo se considera que existen otros factores de más peso que revisten el "deber ser". Por lo tanto aquí se plantea la hipótesis de que son los valores y sistema de valores de los profesionales de enfermería los que realmente motivan hacia una determinada conducta al cuidar a personas con VIH/SIDA.

Lo anterior lleva a plantear la siguiente pregunta: **¿Cuál es el significado de la experiencia de cuidado a personas viviendo con VIH/SIDA, en los profesionales de enfermería a partir de sus valores?**

Abordar una problemática con dimensiones sociales, económicas morales, éticas y psicológicas como el VIH, supone también indagar cuan preparada está nuestra sociedad y sus sistemas de valores para dar respuesta a la necesidad de cuidado que requieren las personas con este tipo de enfermedad. En consecuencia el significado de la experiencia de cuidado de personas viviendo con VIH/SIDA, en los profesionales de enfermería a partir de sus valores, podría aportar al conocimiento que necesita un profesional de esta área para abordar el cuidado desde una perspectiva bioética.

El objetivo central de este estudio gira en torno a la comprensión del significado que logran construir los profesionales de enfermería en el cuidado a personas con VIH/SIDA en los servicios de infectología, hospitalización y urgencias del **Hospital Universitario del Caribe**. Así mismo se hará la descripción de esta experiencia de cuidado y se buscará identificar los valores y principios involucrados en esta labor profesional. Al respecto de esto último se relacionarán los valores de estos profesionales con la aplicación de los principios de autonomía, integridad, dignidad y vulnerabilidad en el cuidado a personas viviendo con VIH/SIDA.

Para la realización de este estudio se hace necesario partir de las categorías de *Significado* y *Cuidado*, como también las definiciones de *Valores* y *Principios*, todo ello en relación a la práctica de cuidado de los profesionales de enfermería hacia personas viviendo con VIH/SIDA. La idea de significado aquí es entendida a la luz de las propuestas de Alfred Shutzs[7], el cual considera que los significados son construcciones mentales de conceptos y códigos a partir de vivencias y conocimientos. Las experiencias que se adquieren a lo largo de la vida cotidiana se albergan en la conciencia y a través de los procesos de comprensión, interpretación y autointerpretación se les dan significados. Esto último, los significados, condicionan las actitudes, conductas y respuestas de los sujetos ante las distintas situaciones que experimentan. Esto lleva a pensar, como lo plantea Maribel Osorio, que los significados se comparten socialmente, conformando una base social: el individuo es portador de significados colectivos, valores, creencias, reglas y símbolos sociales que lo hacen pertenecer a un grupo o a una comunidad, dándole identidad, estabilidad y cohesión social[8].

En este mismo sentido, Richard DeGrandpre, expresa que el significado es un proceso de construcción social conductual, donde se entrelazan "las cualidades fenoménicas que animan la experiencia consciente y las cualidades motivacionales que guían las acciones simples o complejas". En sus mismas palabras, "el significado no está ni en el objeto ni en el individuo, sino en el encuentro (o en la interacción) en un momento y lugar particular. En un contexto histórico y social, el ser, llega a ser interpretativo, guiado por el significado más que a ser racional, guiado por la información"[9]. Para DeGrandpre, al ser interpretativo, cada individuo desarrolla su propia comprensión de los objetos, eventos y situaciones en el mundo a través de las experiencias que adquiere históricamente, transponiendo procesos de discriminaciones sutiles y relaciones conductuales.

En la práctica cotidiana el profesional de enfermería construye experiencia de cuidado relacionadas con la vida, salud, enfermedad y muerte de las personas. Sobre las mismas, el profesional de enfermería debe cuestionarse sobre la esencia, el origen o su principio; así mismo es menester comprenderla,

---

[7] OSORIO GARCÍA, Maribel. La universidad como institución orientadora de sentido. México: Centro de Estudios de la Universidad, UAEM, 2003. p. 8

[8] OSORIO, Maribel. Op cit, p. 7

[9] DEGRANDPRE, Richard. A Science of Meaning: Can Behaviorism Bring Meaning to psychological Science. En American Psychologist Vol. 55.(7): 721-739, 2000

interpretarla y crear significados para asignarle sentido a esas experiencias. Una perspectiva fenomenológica del significado le permite al profesional de enfermería comprender la esencia de las experiencias y el significado de las mismas, siempre teniendo como unidad a "el ser". Lo fundamental es revelar la experiencia, comprender e interpretar el significado en las actitudes, pensamientos, percepciones, practicas, sentidos y representaciones de las personas y los colectivos humanos[10].

El encuentro cotidiano, humanizador entre el profesional de enfermería y la persona de cuidado, genera acciones individuales y colectivas que se expresan como hechos, experiencias y/o conocimientos, que luego se albergan en la conciencia y son interpretadas y comprendidas. Este complejo proceso que lleva a la construcción de significados es esencial en el ejercicio profesional como un elemento de análisis y de reflexión que implica conocimientos científicos y no científicos, reconocimiento de creencias, valores y principios; pero al mismo es el escenario de encuentro entre el "yo" profesional y el "otro" como "ser" corpóreo, con sentimientos, irreductible y de valor intrínseco.

En cuanto al concepto de *Cuidado* se acude a las interpretaciones de Joyce Travelbee[11], quien expresa que entre los profesionales de enfermería, la persona que cuida, la familia y comunidad se dan procesos interpersonales que configuran el cuidado, aquí el profesional ayuda a la persona, familia o grupo de personas a prevenir o afrontar la experiencia de padecer una enfermedad, o a encontrar en esa misma enfermedad un significado. Es decir, la acción de cuidar es un hecho humano que implica que el individuo este abierto a su contexto y a su semejante como una condición que posibilita la dimensión interpersonal[12]

---

[10]PARRADO, Yaneth y CARO, Clara. Significado, un conocimiento para la práctica de Enfermería. En: Revista Avances en enfermería. Vol. 26 (2) (Julio-diciembre de 2008) p. 10

[11]MARRINER, Ann. JoyceTravelbee, Modelo de la relación persona a persona. En: Marriner, Ann y RAILE, Martha (Comp.). Modelos y teorías en enfermería 5 ed. Madrid: ElsevierScience. 2003, p 421

[12] PEÑA Beatriz. El Ethos del Cuidado de la vida. En Lucy Muñoz, Alba *et al*. El cuidado de la vida. Bogotá: Universidad Nacional de Colombia. 2007, p 41, 42.

Una definición similar la podemos encontrar en los planteamientos teóricos de Jean Watson, que considera que el cuidar es un proceso transpersonal[13], de intercambio de experiencias entre el profesional de enfermería y el otro que cuida; el ideal moral de que la proximidad entre los que están involucrados en la acción de cuidar permita desarrollar preocupación por la dignidad del que cuida. Esto es, que le permita cuidar aceptando a la persona tal cual como es, o como podría ser en el proceso de la enfermedad. Así mismo considera ideal, que el profesional desarrolle empatía con la persona que cuida para lograr su conocimiento, individualizar el cuidado y sujetar la acción en beneficio de la persona.

Torralba[14], acogiendo al planteamiento de E. Pellegrino, expresa que cuidar es compadecerse de alguien, ayudarle a ser autónomo, es decir a valerse por sí mismo; invitarle a transferir su responsabilidad y su angustia al médico o a la enfermera. Esto se podría resumir en la búsqueda por el restablecimiento integral de la salud, ubicando al sujeto en el centro de la acción de cuidar. Es precisamente por esto que Torralba afirma que cuidar es fundamentalmente una acción moral que busca el bien de la persona. En el marco de la enfermería contemporánea, la acción de acompañar, o más concretamente, de cuidar, constituye la esencia misma de la enfermería. Se fundamenta en el cuidado de sujetos vulnerables que sufren o padecen o en ayudar a quienes acompañan a estas personas[15]. A pesar de que la vulnerabilidad del ser humano sea el atributo primordial que da "la posibilidad de cuidado, es también su límite, porque el que cuida también es un ser humano [y, por lo tanto], su acción de cuidar está limitada por sus condiciones ontológicas y por sus capacidades técnicas y humanas[16]".

Al estar el cuidado de enfermería centrado en salvaguardar la dignidad del ser humano nos remite inmediatamente a un quehacer ético basado en los principios

---

[13] NEIL, Ruth. Jean Watson: Filosofía y ciencia del cuidado. En Marriner, Ann y RAILE, Martha (Comp.). Modelos y teorías en enfermería 5 ed. Madrid: ElsevierScience. 2003. p. 151

[14] TORRALBA, Francesc. Antropología del Cuidar. España: Fundación Mafre Medicina. 1998. p. 314

[15] Ibíd, p 305

[16] Ibíd, p 319

de la ética tradicional, la ética del cuidado y la responsabilidad de las relaciones humanas[17]. Para proporcionar un cuidado ético es esencial que se reconozca al cuidador como sujeto moral con capacidad de discernir, poseedor de principios, costumbres y valores que le ofrecen directrices precisas o específicas para reflexionar y actuar en circunstancias determinadas. Desde la perspectiva axiológica de Max Scheler[18], los valores son definidos como cualidades de valor independientes de los objetos, lo que implica que el valor no reside en los objetos, ni se reduce a lo que le interesa al hombre en su vivencia. Son esencias al no podérseles conferir una definición ni explicación precisa[19]. Ellos por si solos poseen particularidades que se convierten en bienes.

Para Scheler, los valores no establecen una relación de causa efecto, ni están determinados por la experiencia, se dan por una intuición emocional[20], que solo el hombre es capaz de aprehender y por las cuales se establece una jerarquía desde el preferir y postergar[21], es decir, el orden superior e inferior del valor se da desde la estimación que hagamos, en ocasiones intuitivamente y otras de forma una reflexiva. Scheler[22]ubica de nivel inferior a superior los valores hedónicos o de lo sensible (alegría-pena, placer-dolor); le siguen en orden de subordinación, valores de la civilización (útil - perjudicial); valores vitales (noble – vulgar, salud - enfermedad); valores culturales o espirituales (los estéticos, Ético – jurídicos y los especulativos); Valores religiosos (sagrado – profano).

En el cuidado de enfermería la acción moral es reflexionada y razonada, además de los valores, por los principios, entre los cuales debe haber una coherencia, es

---

[17]FRY, Sara, JANE JOHNSTONE, Megan. Ética en la práctica de enfermería Una guía para la toma de decisiones éticas. El Manual Moderno. Bogotá. 2008. P.35

[18] FRONDIZI. Risieri. ¿Qué son los valores? Introducción a la axiología 3 ed. México: Fondo de Cultura Económica. 1977, p 119

[19]CORTINA, Adela. El mundo de los valores 2 ed. Bogotá: El búho, p 37

[20]C.F. FRONDIZI, Op. cit, p 119-130; MARTÍNEZ, Jesús: En torno a la axiología y los valores. En: Contribuciones a las Ciencias Sociales [en linea]. 2010. www.eumed.net/rev/cccss/07/jamg3.htm [Consultado el 7 de noviembre de 2012]

[21]FRONDIZI. Op. Cit, p 132

[22] C.F. VEGA, José. Introducción al pensamiento de Max Scheler. Madrid: Instituto Emmanuel Mounier. 1992, p 27,28; FRONDIZI Op. Cit p 137; MARTÍNEZ. Op cit,

decir, al realizar un cuidado como acto moral, éste debe reflejar un valor y un principio afín de justificar esa acción. Los valores según Frondizi son "cualidades, que poseen ciertos objetos llamados bienes"[23]. Los objetos poseen unas cualidades fundamentales o primarias, tales como el peso, dimensiones, estado, etc. también poseen cualidades secundarias como el color o el sabor y unas cualidades terciarias, la belleza, utilidad, la elegancia, etc., a lo que Frondizi prefiere llamar cualidades *sui generis* al considerar los valores como una nueva clase de cualidades. Debido a que los valores como cualidades depende de los objeto, es adecuado considerar a los valores como adjetivos y no como sustantivos. Para Frondizi los valores conllevan una polarización con respecto a lo observado: ante un hecho o un objeto las reacciones serán negativa o positivas, se considerarán malos o buenos, bellos o feo, justo o injusto[24]. Además de esto los valores se ordenan de manera jerárquica, en superiores e inferiores. Pero este orden jerárquico, a pesar de condicionar las acciones y la interacción entre los individuo no es absoluto, puede variar dependiendo del contexto cultural[25].

A esto se le debe sumar un problema: Jaime Escobar expone que "tradicionalmente, las sociedades occidentales habían optados por imponer códigos morales únicos"[26]. Pero esto entraría en conflicto con los cambios sociales y políticos a partir del fortalecimiento de los discursos de la igualdad, la libertad y el multipartidismo en el siglo XIX, y el crecimiento de los movimientos minoritarios en el siglo XX. Los consensos sociales entornos a los valores morales empezaron a generar fuertes contradicciones[27], cada vez más las tradicionales autoridades e instituciones perdían legitimidad, por lo que se hizo necesario formular principios comunes a todo[28].

---

[23] FRONDIZI, p. 16,17

[24] Ibid. p. 19, 20

[25] Ibid, p. 20, 21

[26] ESCOBAR, Jaime. Riqueza de los principios en bioética. En Revista Colombiana de bioética Vol. 6 (2). 2011, p. 130

[27] Ibíd., p. 130:

[28] Ibid., p. 130

Estos principios son entonces de carácter universal. Por su parte Kant define los principios como *Máximas* comunes a todo ser racional: "Principios prácticos son proposiciones que contienen una determinación universal de la voluntad que tiene bajo sí varias reglas prácticas. Son subjetivas o máximas cuando la condición es considerada por el sujeto como válida solamente para su voluntad; objetivos o leyes prácticas, cuando la condición se reconoce como objetiva, esto es, válida para la voluntad de todo ser racional"[29].

La bioética en su campo de acción sustenta la reflexión que desde la enfermería se hace para ofrecer un cuidado ético, centrado en la persona. En este sentido, aquí se apelarán a los principios la bioética y el bioderecho, propuestos por Jacob Rendtorff y Peter Kemp, los cuales orientar las acciones hacia la persona y basadas con actos justos y no maleficentes. Los principios propuestos por Rendtorff y Kemp, vulnerabilidad, dignidad, integridad y autonomía, apoyan sus bases conceptuales en la concepción de un ser humano integral y social de relación permanente con un "otro", que demanda responsabilidad. Orientan a tratar a los seres humanos como fines en sí mismo[30]. Con esta propuesta estos autores buscan mostrar las limitaciones de una bioética y el bioderecho pensado casi exclusivamente desde el concepto de autonomía, como lo refleja los tradicionales postulados americanos sobre bioética. Además de esto, Jacob Rendtorff y Peter Kemp proponen relacionar los principios de la autonomía con los principios de dignidad, integridad y vulnerabilidad y de esta manera pretenden promover una protección más segura, en el marco de la bioética y el bioderecho, de la persona humana y de esta manera colocan los principios en funciones de la solidaridad, responsabilidad y justicia[31]. Al hacer mayor énfasis en los principios de vulnerabilidad, dignidad e integridad abren la posibilidad de un énfasis comunitarista o en la interacción entre individuos.

---

[29] KANT, Emmanuel. Crítica de la razón práctica. Buenos Aires: Losada, 2003, p. 16

[30] ESCOBAR, Jaime, Op. cit., p 132

[31] RENDTORFF Jakob and KEMP, Peter. Basic ethical principles in European bioethics and biolaw. Vol. I: Autonomy, dignity, integrity and vulnerability. Barcelona: Instituto Borja de Bioética, 2000. p. 14.

Al estar el ser humano inmerso en la sociedad, en relación con el otro y al ser consciente que no es absoluto, sino finito y limitado, su integridad puede ser amenazada por agentes internos y externos que lo hacen ser vulnerable y lo posibilitan a ser dañado o deteriorado. Sin embargo, la vulnerabilidad del ser humano también le da la posibilidad de hacer actos indebidos o no éticos[32]. El principio de vulnerabilidad, es básico para proteger precisamente la vulnerabilidad del ser humano, implica por lo tanto cuidado, responsabilidad y empatía, sobre todo cuando son grupos predispuestos a mayor daño[33], por ejemplo las personas viviendo con VIH, las cuales deben protegerse de la discriminación, la estigmatización y el abandono.

En el principio de integridad, Rendtorff y Kemp[34], proponen la protección del ser humano en su totalidad, como ser corpóreo, intelectual y psicosocial. Presupone la integridad axiológica. Esto es, reconocer en los seres humanos valores que adoptan y aprecian, por ejemplo la salud y el bienestar, los cuales deben ser respetados y preservados. Este principio contempla la autodeterminación personal, la virtud de honestidad y buen carácter, la no intervención externa en la integridad de la persona y la narrativa de una historia de vida. Así mismo implica respeto de la privacidad y comprensión de la situación particular[35], es decir, la persona se autoconstruye y se autodetermina, es libre de sus actos, pero teniendo en cuenta al otro, y no puede ser intervenida externamente por el otro. En el cuidado de enfermería este principio se hace fundamental, pues de la narrativa de la persona, los profesionales de enfermería establecen las necesidades de cuidado de dicha persona: la persona expresa su situación real y los profesionales de enfermería singularizan en cuidado.

---

[32] TORRALBA, F. Principios europeos de la bioética. En Instituto Borja de bioética Historia de la bioética Modulo1.p3.Tomadodehttp://rlillo.educsalud.cl/Capac_Etica_BecadosAPS/Principios%20europeos%20de%20la%20bioetica%20F%20Torralba.pdf. [consultado el 20 de noviembre de 2012]

[33] ESCOBAR, Jaime y ARISTIZABAL, Chantal. Los principios en la bioética: fuentes, propuestas y prácticas múltiples. En Revista Colombiana de bioética Vol. 6 No Especial. Noviembre de 2011. P 98

[34]TORRALBA, F. Op. Cit., 2012, p 8

[35] ESCOBAR, Jaime y ARISTIZABAL, Chantal. Op. Cit., p 98

El principio de autonomía está relacionado estrechamente con la libertad humana, la cual da al ser humano la posibilidad de ser él mismo y autodesarrollarse. Según este principio[36] ser autónomo es tener la capacidad de crear ideas y objetivos de vida, decidir sus actos morales y reflexionar sobre los mismos, tener privacidad; decisión y acciones racionales sin influencia externa, responsabilidad personal y de dar consentimiento informado. Según Torralba[37], el principio de autonomía se complementa con el principio de dignidad, porque la autonomía de la persona reside en su "ser" con la capacidad de autolegislarse y autodesarrollarse.

Si se concibe el cuidado de enfermería fundamentado desde las posturas, axiológica moral y principialista centrado en el ser integral y social, la práctica de cuidado se humaniza. Este cuidado humanizado permite ir más allá de hacer las cosas materiales y técnicamente bien y, trascender no solo a la recuperación física, orgánica o psicológica de la persona, sino en su "ser" mismo. Es menester de los profesionales de enfermería el compromiso, la dedicación y la preocupación por el contexto particular de persona y su grupo social, pero sobre todo el interés por la edificación de la persona que ha sufrido una supuesta desintegración a causa de la enfermedad.

En este trabajo se encontrará, primero, la sección que explica la metodología utilizada en esta investigación. Dicha metodología es propia de una investigación cualitativa de tipo fenomenológica, así como la propone Flick[38] en su libro, *Introducción a la investigación cualitativa*. Con esto se busca un acercamiento a la experiencia de cuidado a persona viviendo con VIH/SIDA, para luego relacionarla con las conceptualizaciones teóricas propuesta en la investigación. De esta manera lo teórico no se convierte en una camisa de fuerza que el investigador debe seguir en todo momento, sino más bien que posibilite ajustar las interpretaciones y el tratamiento de los datos obtenidos según sus propias características particulares.

---

[36] Ibid., p. 98

[37] TORRALBA, F. Op. Cit., 2012 , p 7

[38] FLICK. Uwe. Introducción a la investigación cualitativa 2 ed. Madrid: Morata. 2007, p. 20, 21, 46

Los datos se obtuvieron a través de entrevista a profesionales de enfermería del Hospital Universitario del Caribe las cuales fueron grabadas y transcritas. Luego se procedió la clasificación de los datos en categorías y códigos, siguiendo lo planteado por Strauss[39], con el fin de reducir el análisis a un nivel más abstracto.

Posteriormente se encontrará la presentación de los resultados, en donde se expresa la apreciación que tienen los profesionales de enfermería sobre la experiencia de brindar cuidado a personas viviendo con VIH/SIDA. Una de las opiniones más generalizadas es la que concibe esta enfermedad cómo una situación de difícil, manejo, como una experiencia dura en comparación con otras enfermedades, esto hace evidente la marca morar dada al VIH/SIDA.

También se hallará la sección destinada al análisis de los resultados, en donde se procura responder a la pregunta del porqué se le suele adjudicar un valor negativo, moralmente hablando, al VIH/SIDA. Se puede observar en el análisis que los profesionales de enfermería que no tienen un contacto constante con las personas viviendo con VIH/SIDA, no logran establecer una relación de empatía como si sucede con aquellos que ejerce su labor profesional en los servicios de infectología. Por último se presentan las conclusiones del presente trabajo.

1. METODOLOGÍA

Para comprender el significado de la experiencia de cuidado de los profesionales de enfermería a partir de sus valores a personas con VIH/SIDA se optó por una metodología cualitativa de tipo fenomenológico que, siguiendo a Flick[40], lo que busca es relacionar las experiencias cotidianas conocidas por aquellos a quienes

---

[39] STRAUSS, Anselm CORBIN Juliet. Bases de la investigación cualitativa. Técnicas y procedimientos para desarrollar la teoría fundamentada. Medellin. Editorial Universidad de Antioquia. 2002, p. 111

[40] FLICK. Uwe. Introducción a la investigación cualitativa 2 ed. Madrid: Morata. 2007, p. 20, 21, 46

se estudian y las interpretaciones realizadas por el investigador que se traducen en conocimiento científico. Lo anterior nos brinda un marco metodológico para el estudio de la experiencia de cuidado de los enfermeros a persona con VIH/SIDA.

Para dar respuesta a la pregunta de investigación se partió de la formación profesional en enfermería y bioética y de la experiencia de cuidado a persona con VIH/SIDA que posee la investigadora como enfermera, y de la exploración de la literatura existente, la cual se mantuvo paralela al proceso de recolección y análisis de los datos para así depurar conceptualmente las categorías emergentes como lo recomienda Sandoval[41].

Los datos fueron obtenidos de las descripciones narrativas realizadas por los participantes sobre su experiencia de cuidado a personas con VIH/SIDA. Para la selección de la muestra se tuvo en cuenta inicialmente el muestreo intencional, éste se refiere a la decisión del investigador de configurar una muestra inicial de informantes que hayan vivido la experiencia del fenómeno a estudiar[42].

Con el objetivo de lograr una característica pertinente al estudio, los participantes debían cumplir los siguientes criterios de inclusión: Ser profesionales de enfermería, con mínimo una (1) experiencia en el cuidado persona con VIH/SIDA, de cualquier edad, género, religión, etnia o estado civil, sin importar si tienen o no hijos y que tengan deseos de participar en el estudio. Además debían estar ejerciendo en los servicios de urgencia, hospitalización o infectología del Hospital Universitario del Caribe.

Posterior al anterior proceso, se realizó muestreo teórico[43], es decir, una vez obtenidos y analizados los primeros datos se reorientó la búsqueda de los siguientes datos de acuerdo a los temas o categorías emergentes. El muestreo teórico cesó cuando se observó repetición en los relatos de los participantes y

---

[41] SANDOVAL. C. investigación cualitativa. Bogotá: Instituto colombiano para el fomento de la educación superior (ICFES). 1996, p. 117

[42] BONILLA. Elssy y Rodríguez, Penélope. Más allá del dilema de los métodos, La investigación en ciencias sociales. Bogotá: Norma, Universidad de los Andes. 2005, p. 138

[43]FLICK , Uwe. Op. cit p. 17

no emergencia de nuevos datos que aportaran a responder a la pregunta de investigación, por tanto se consideró saturada la información[44].

Los participantes fueron contactados por la investigadora en su lugar de trabajo, el Hospital Universitario del Caribe. De los siete (7) participantes, uno (1) pertenece al género masculino y seis (6) al femenino. Las edades oscilaron entre los 21 y 52 años.

La técnica utilizada para la recolección de la información fue la entrevista individual en profundidad[45]. En total se realizaron siete (7) entrevistas, las mismas se centraron en la opinión personal y el relato de la experiencia en el cuidado a persona con VIH/SIDA de los enfermeros como conocedores de un fenómeno y portadores de un significado, por haber vivido la experiencia.

Las entrevistas se diseñaron con preguntas abiertas semi-estructuradas[46], generadoras y amplias[47], con el propósito de no sesgar la información y que permitieran profundizar de acuerdo a las categorías emergentes.

Para documentar los datos, las entrevistas fueron grabadas y transcritas en su totalidad. La grabación se limitó solo a la recogida de los datos necesarios para la pregunta de investigación[48]. La transcripción fue hecha como texto plano, es decir sin utilizar convenciones o caracteres especiales tipo negrilla o subrayado que pudieran interferir en la codificación[49].

---

[44] C.F. BONILLA. Elssy y Rodríguez, Penélope Op cit, p. 140; FLICK, Uwe. Op. Cit, p. 78

[45] C.F. BONILLA. Elssy y Rodríguez, Penélope, Ibíd, p. 163; SANDOVAL Op. Cit, p. 145

[46] MAYAN. María. Una Introducción a los métodos cualitativos: Modulo de entrenamiento para estudiantes y profesores. México: Universidad autónoma metropolitana Iztapalapa. 2001, p. 5-8. Disponible en: http://www.ualberta.ca/~iiqm/pdfs/introduccion.pdf. [Consultado: el 5 de octubre de 2012]

[47] SANDOVAL pag, 145

[48] FLICK, Uwe. Op. Cit, p. 184

[49] SANDOVAL . Op. Cit, p. 148

El análisis de la información se realizó de forma manual a través de un proceso entremezclado de recogida e interpretación de datos[50]: llegar a recolectar los datos, analizarlos e interpretarlos y luego volver a ellos, para recolectar datos adicionales, analizarlos con más profundidad e interpretarlos hasta completar la información suficiente para comprender el fenómeno estudiado. Los resultados del análisis de los datos permitió identificar temas o fenómenos (acontecimientos o acciones) repetidos, similares o muy diferentes y que son relevantes para la pregunta de investigación; a los cuales se les asigno un concepto basado en un bagaje conceptual preexistente del investigador y de la búsqueda bibliográfica relacionada con la elaboración del marco teórico. Posteriormente los conceptos fueron agrupados por similitud en categoría; lo que Strauss llama codificación abierta[51]. Este mismo proceso se realizó a las seis entrevistas restantes.

Las categorías, fueron analizadas minuciosamente para descubrir en ellas características generales o específicas y sus variaciones y, hacer comparaciones entre características encontradas en otras entrevistas, con el propósito de explicar, hacer más específicas, delimitar las categorías y extraer subcategorias.

De las categorías se extrajeron códigos[52] con el fin de reducir la categoría a un nivel de análisis más abstracto. Unos códigos fueron organizados por el autor, códigos sustantivos[53], por ejemplo, asimetría en el cuidado; otros son expresiones textuales creados de los participantes, códigos vivos[54] "uno lo que vive es un diario".

La codificación que se hizo de las categorías en relación con la frecuencia con que fueron utilizadas por los entrevistados quedó de la siguiente manera:

---

[50] FICK , Uwe. Op. Cit, p.192

[51] STRAUSS, Anselm CORBIN Juliet. Op. Cip. p. 111

[52] FICK, Uwe, Op.cit, p. 195

[53]SANDOVAL, Op. cit, p. 159

[54]Ibíd, p. 159

Un primer número equivale al código dado al entrevistado (en total 7). Un segundo número corresponde al código asignado a las categorías:

Persona	Rechazo	Interacción	Límite de cuidado	Responsabilidad	Religión	Dialogo
1	2	3	4	5	6	7

Prudencia	Honestidad	amor	Empatía	Respeto	tolerancia	altruismo	dignidad
8	9	10	11	12	13	14	15

Un tercer número indica la frecuencia en que se utilizó la categoría en la entrevista. Ejemplo: si el entrevistado número tres utilizo la categoría de Interacción cinco veces, la codificación queda: 3. 3.5

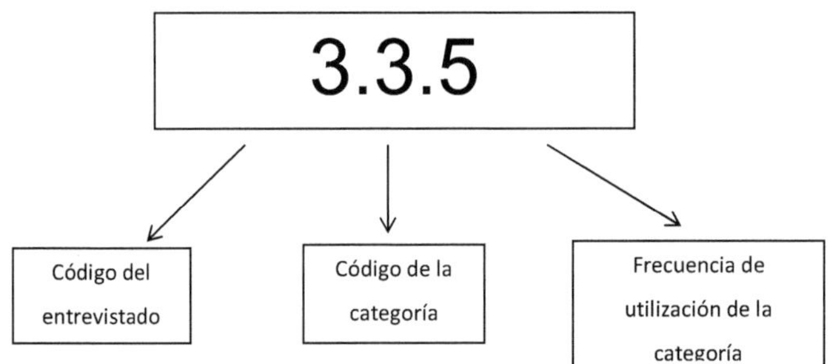

El resultado de la codificación abierta fue la obtención de quince (15) categorías, como lo recomienda Mayan[55]. Estas quince categorías con sus subcategorias se relacionaron de acuerdo a sus características y a sus variaciones con el propósito de dar profundidad y estructuración a una categoría eje, es decir, se realizó codificación axial[56].

---

[55] MAYAN, Maria. Op. Cit, p. 25

[56] STRAUSS, Anselm y CORBIN Juliet. Op cit, p. 135

La relación de las categorías, permitió agrupar los datos de forma selectiva alrededor de tres (3) categorías centrales, La experiencia de los profesionales de enfermería al cuidar a personas viviendo con VIH/SIDA, Valores en el cuidado a persona viviendo con VIH/SIDA, Relación de valores de los profesionales de enfermería con la aplicación de los principios de autonomía, integridad, dignidad y vulnerabilidad en el cuidado a personas viviendo con VIH/SIDA.

Los criterios de credibilidad, transferibilidad y auditabilidad[57], son los preceptos que garantizan la veracidad de las descripciones, la interpretación y las conclusiones en la presente investigación. Como estrategia para asegurar la credibilidad, las transcripción de las entrevistas se realizaron una vez finalizada la misma, de manera textual como lo dijo el participante. Estas fueron dadas a conocer a cada participante, con el propósito de validar la información consignada. A lo largo del proceso de indagación se controló que los datos obtenidos fueran lo suficiente para dar respuesta a la pregunta de investigación, es decir obtener una muestra teórica suficiente y agregar información hasta llegar a la saturación, para así garantizar la comparación de los sucesos y la comprensión del fenómeno real.

En los resultados del estudio se muestra descrita y detallada tal cual como fue encontrada la experiencia de cuidado a persona viviendo con VIH/SIDA de los profesionales de enfermería, de manera que estos resultados pueden ser trasladados a otros contextos o grupos similares en estudios posteriores [58], es decir, los resultados garantizan la transferibilidad[59].

La auditabilidad, como rigor de la investigación se llevó a cabo durante todo el proceso de recolección, análisis e interpretación de los datos. Este proceso periódicamente fue supervisado por el docente tutor y el docente metodológico, quienes hacían correcciones y sugerencias con relación al enfoque teórico y

---

[57] ARIAS María y GIRALDO, Clara. El rigor científico en la investigación cualitativa. Investigación y Educación en Enfermería. 2011; 29 (3) 500-514 ISSN: 0120-5307

[58] BONILLA Elssy y RODRIGUEZ Penélope. Op. cit., p. 293

[59] ARIAS María M, GIRALDO, Clara. Op. Cit, p. 500-514

metodológico. Además el análisis fue sometido a la evaluación y critica de un enfermero experto en el abordaje fenomenológico y dos profesionales de enfermería, docentes de la Universidad de Cartagena, como conocedores de la problemática.

Este trabajo se considera una investigaciones con riesgo mínimo[60], al no intervenir sobre las propiedades biológicas o fisiológicas de los individuos que participan, sin embargo se contempla la ocurrencia de un conflicto en las dimensiones sicológicas o sociales al involucrar aspectos sensibles de los participantes como sentimientos, emociones, valores personales y las representaciones sociales sobre la enfermedad.

La investigación inició cuando se obtuvo el aval del Departamento de Bioética de la Universidad del Bosque, quien aprobó el proyecto; el aval de la Universidad de Cartagena; la autorización de la institución donde se realizaría el estudio, Hospital Universitario del Caribe y el Consentimiento informado y firmado por los participantes de la investigación.

---

[60] MINISTERIO DE SALUD. RESOLUCION N° 008430 (4 de octubre de 1993). Por la cual se establecen las normas científicas, técnicas y administrativas para la investigación en salud. 1993. p 2

2. RESULTADOS

2.1. Categoría 1. La experiencia de cuidar a personas viviendo con VIH

2.1.1. Una visión diferencial

Los profesionales de enfermería participantes en esta investigación manifiestan vivenciar situaciones relacionadas con la salud, la enfermedad y la muerte de las personas que cuidan. Al respecto de la experiencia de cuidado a personas viviendo con VIH/SIDA expresan que es una situación de difícil manejo, que en ocasiones les resultan caóticas y estresantes. Lo que ellos han denominado "una experiencia dura". Consideran que no es lo mismo padecer una enfermedad cardiaca, respiratoria o neurológica, a padecer de VIH/SIDA. Esto indica que algunas enfermedades despiertan, más que otras, sentimientos de temor, en especial si poseen una connotación moral como la que tiene el VIH/SIDA.

La dureza de la experiencia está relacionada con el enfoque diferencial que se establece sobre la condición del VIH/SIDA y otras enfermedades. Es así como los profesionales de enfermería piensan que a diferencia de una condición crónica, como por ejemplo una enfermedad renal o la hipertensión arterial, el VIH/SIDA es la única condición que exige cambios en el estilo de vida, olvidando que cualquier enfermedad en donde se pretenda mejorar la calidad de vida de las persona lo exigen. Esto lo podemos observar en el relato de uno de los participantes: "si es un paciente con un desorden social drogadicto, con prostitución, si el paciente no toma la decisión de cambio de vida, va a ser un paciente vulnerable, de alto riesgo, no solo para él, sino, para todos los que están en su alrededor. Yo creo que el VIH es la única enfermedad que te exige un cambio en el estilo de vida si realmente quieres vivir" 3.7.1.

Los participantes perciben el VIH/SIDA de forma negativa, como lo puede ser otra enfermedad en la que las personas no pueden llevar a cabo sus fines vitales, porque puede haber un mal funcionamiento orgánico, mental o espiritual que repercute en su misma vida. Sin embargo algunas condiciones especiales hacen resaltar ésta concepción negativa. La enfermedad es vista como un evento al azar, de mala suerte, donde la persona ha caído en una desgracia, hasta el punto de considerarla como una condición catastrófica e incontrolable para la persona, familia y la sociedad en general.

Esta percepción catastrófica está fundada en el hecho de considerar el VIH/SIDA una enfermedad destructiva de las relaciones sociales y familiares, y de la persona misma en sus dimensiones física, moral y espiritual. El inicio de la enfermedad parece ser un evento sorprendente para la persona y sus familiares, generándoles confusión que no les permite vislumbra un norte, no tienen claro que decisiones tomar ante las diferentes situaciones por venir. Reconocen que se avecinan caminos oscuro, difíciles, llenos de obstáculos y contradicciones, marcado por el temor a transmisión del virus persona a persona y el estigma social que comprende una diversidad de actitudes de distinción o diferencia, comportamientos individuales, juicios de valor, rechazo que resultan devaluadoras para la persona con VIH. Esto dicen algunos participantes: "Cuando la sociedad se entera que el paciente es portador de VIH, es rechazado. Son pacientes que los ponen a un lado con el fin de que esas personas no contagien, no puedan contaminar a su entorno como tal", 5.2.2.

Los profesionales de enfermería se enfrentan aquí a una enfermedad que acarrea dificultades emocionales debido al alto grado de estigmatización de la enfermedad. Las psicólogas Uribe y Orcasita proponen que se tenga en cuenta para el éxito futuro de la repuesta social a la epidemia del VIH, los avances en temas sobre la garantía de derechos humanos, pues la discriminación y estigmatización son uno de los factores que impiden una eficaz prevención y cuidado del VIH[61]. Se debe afrontar el posible miedo a la enfermedad con el deber de dar un servicio digno y respetuoso de los derechos humanos. Es entonces este dilema el motor que dinamiza el proceso por medio del cual un enfermero o enfermera podrá construir significados para la experiencia de cuidado a personas viviendo con VIH/SIDA. Por su parte Joyce Travelbee advierte que "los valores espirituales de la enfermera y sus opiniones filosóficas

---

[61] URIBE, Ana y ORCASITA, Linda. Evaluación de conocimientos, actitudes, susceptibilidad y autoeficacia frente al VIH/SIDA en profesionales de la salud. En Avances en enfermería, Vol. 29(2), 2011. p. 273

sobre la enfermedad y el sufrimiento determinarán hasta qué grado podrá ayudar a un enfermo a encontrar o no el significado en esta experiencia"[62].

Otra forma de percibir la enfermedad como destructiva es cuando los profesionales de enfermería relacionan el padecimiento con la muerte, es decir al ser una enfermedad controlable y no curable, piensan que el VIH/SIDA forzosamente lleva a la persona a la muerte. Esta relación es dada posiblemente porque ellos vivencian que un gran número de personas viviendo con VIH/SIDA se les deterioran paulatinamente la salud. Esta vivencia es advertida con impotencia, conmiseración y una mirada desesperanzadora, por sentir que no hay nada que ofrecer ante un hecho inevitable: "la enfermedad no tiene cura" 1.1.4 - 2.1.1 - "La persona se acaba muy rápido, eso da dolor, mucho dolor, ¿qué puede hacer uno en ese caso?, a mí me parte el alma" 4.2.1.

En las descripciones los participantes hacen ver que la persona con VIH/SIDA se sitúa en una condición especial de subordinación, en la cual la enfermedad se superpone a la persona creándole condiciones para la pérdida de su libertad, su integralidad y su autonomía. Refieren que el diagnostico VIH, le cambia la vida a la persona, pasa de ser valorada como una persona normal, integra, con familia, trabajo, hijos, autónoma para tomar sus decisiones, a todos sus opuestos: "la enfermedad es algo incapacitante, donde pierde su independencia en su cotidianidad, la persona no está en sus condiciones óptimas, es vulnerable" 3.1.1.

Este tipo de representación plantea una clara problemática en el campo de la enfermería en cuanto a los principios bioéticos que atienden al reconocimiento de las libertades, la igualdad y la dignidad, que como derechos universales son inalienable e inaplazables[63]. En el presente trabajo se considera que los principios bioéticos guardan una estrecha relación entre sí, por lo tanto faltar a uno de ellos equivale a poner en riesgo el cumplimiento de los demás. Así el

---

[62] RAILE, Martha & MARRINER, Ann. Modelos y teorías en enfermerías. 7 ed. Barcelona: El Servier. 2011. p. 61

[63] ESCOBAR, Jaime & ARISTIZABAL, Chantal. Los principios en la bioética: fuentes, respuestas y prácticas múltiples. En: Revista Colombiana de Bioética. Vol. 6 No. Especial. Bogotá: Universidad del Bosque. 2011

profesional de enfermería tiene el deber de garantizar el principio de la autonomía de las personas viviendo con VIH/SIDA, que de ninguna manera pueden perder su carácter de sujeto o persona autónomos y libres para decidir sobre su destino.

En el proceso de la enfermedad es usual que la persona deje de ser persona para convertirse en paciente; en el caso del VIH la persona se convierte en el resultado de la prueba de laboratorio. Es decir, las personas viviendo con VIH/SIDA se identifican con el calificativo "positivo" o "VIH", lo que hace suponer que la persona se diluyen en su diagnóstico, con las consecuencias que esto podría traer: despersonalización, cosificación o trato deshumanizado. De esta manera parecería que la persona viviendo con VIH/SIDA no se le considera persona humana, sino objeto. Los participantes comentan:

> "Una condición, un subtítulo que se le coloca al paciente, no es el paciente X, sino es el paciente X que tiene VIH," 7.1.3, 7.1.9, 5.2.10; "se pone como una cosa más, como un objeto más" 2. 1.2.; "ese término ya está popularizado, que es positivo, ya la mayoría de las personas saben que cuando tú dices que un paciente es positivo es porque ya está contagiado" 2. 1.9.

Desde una perspectiva ética lo que se espera es que la persona sea percibida no como cosa, sino como persona con la posibilidad de elegir independientemente, sin coerción externa, con la capacidad de darse cuenta, asumir compromisos ante la vida y tomar decisiones con las mismas, Es decir, velar por su derecho a la autonomía. Al reducirse la persona que vive con VIH/SIDA de ésta manera declina toda posibilidad de un ser racional y autónomo, con capacidad de edificación personal y decisión coherentes sobre su propia vida. Los enfermeros perciben a la persona con VIH/SIDA sin la capacidad de hacer planes a futuro porque en ellos una vez diagnosticados, sobreviene una desesperanza y una pérdida del sentido a la vida. En ocasiones, perciben que la persona viviendo con VIH/SIDA no tiene control sobre sus decisiones, al tomar por ejemplo conductas agresivas o vengativas contra otras personas, que lo hacen ver como una persona peligrosa para la sociedad. Razón por la cual los enfermeros consideran que a algunas personas con VIH/SIDA se les coloca a un lado, se rechaza o simplemente ni se toca o no se cuida. Uno de los participantes narro: "él decía que tenía una lista de todas las personas que quería contagiar, uno podía pensar muchas cosas, un psicópata en potencia, entonces uno duda, pero ellos llegan a tener mucho rencor" 3.1.15.

Tales experiencias ponen al profesional de enfermería en un rol que va más allá del cuidado: la necesidad de brindar un cuidado respetuoso de las libertades y los derechos, hacen que este tipo de profesión se vea vinculada a una labor pedagógica. Para Graham Rumbold el profesional de la salud se convierte en la primera instancia de educación sobre el tema, tanto para la persona viviendo con VIH/SIDA, como de las personas que lo rodean, su familia, amigos y la sociedad[64].

Los profesionales de enfermería otras veces ven a las personas viviendo con VIH sin la posibilidad de decidir y elegir. En este panorama la opción que encuentran estas personas es ocultar el diagnostico, así creen salvaguardar sus derechos y evitan ser juzgadas, rechazadas y abandonadas. Al no revelar el diagnostico parece que la persona viviendo con VIH/SIDA es aceptadas socialmente, continua su proyecto de vida sin ningún tipo de obstáculo y hasta puede ser cuidada sin ningún tipo de restricción. Nuestro participante refiere la solicitud de una persona bajo su cuidado: "El paciente le dice a uno -no se lo digas a nadie, yo tengo el VIH, pero nadie sabe, si se enteran me van a rechazar. A veces el paciente tiene VIH y ni siquiera su familia sabe, son los casos más comunes. Llega el paciente y el médico lo primero que nos dice es: él no quiere que su familia se entere" 3.2.2.

Surge la pregunta en este punto: ¿Hasta dónde llega la responsabilidad del enfermero con respecto a los derechos individuales y colectivos? Para resolver tal dilema el profesional de enfermería puede acudir a sus deberes deontológicos, los cuales estipulan que en ciertos casos, como es la condición de seropositivo, la obligación de informar a las autoridades sanitarias y también

---

[64] RUMBOLD, Graham. Ética en Enfermería. 3 ed. México: Mc Graw Hill. 2000. p. 202.

a terceros que posiblemente esté en riesgos de contagio. El cumplimiento de este deber deontológico pone a su vez en riesgo la empatía y confianza con el paciente, por lo tanto su cumplimiento tiene que estar en sintonía con el bienestar y los derechos de las personas viviendo con VIH/SIDA[65].

2.1.2. Los limites

La forma que tiene los profesionales de enfermería de percibir la enfermedad y a las personas viviendo con VIH/SIDA determina la acción y la calidad del cuidado, sobre todo cuando la práctica es ejercida en los servicios de urgencias y hospitalización general, donde por las mismas condiciones de urgencias o el número de pacientes se impone un ritmo de trabajo dinámico, ágil; con poco espacio para el dialogo y la interacción. En este tipo de interacción no se llega al conocimiento de la persona en su totalidad: Las percepciones prejuiciadas sobre la enfermedad y sobre la persona se hacen más evidentes, lo que parecería llevar a que en el cuidado se establecieran límites. **Un primer límite** está representado por el temor al riesgo de una infección con el virus del VIH. Los profesionales de enfermería consideran que aunque se tenga conocimientos relacionados con la forma de transmisión y se conserven unas medidas de bioseguridad, el riesgo está presente: "Tú puedes adquirir la enfermedad en tu trabajo por estar expuesto porque te puedes pinchar, te puede caer secreciones, obviamente tú tienes un cuidado pero llega un momento en que estas protegido tienes guantes puestos y aun así te pinchas" 5.4.2.

Un segundo limite está dado por los juicios de valor elaborados con relación a estereotipos de género, heteronormatividad, y/o culpabilidad, es decir se antepone al cuidado las percepción que se configura de la otra persona, si es homosexual, promiscuo, si es hombre, mujer o niño. En general conciben que si es mujer, esposa o niño no se es culpable de padecer la enfermedad y por lo tanto sienten más conmiseración y compasión, pues consideran que se merecen

---

[65] MESEGUER, Cristóbal y TORRALBA, María José. Problemas éticos de la infección por VIH. En: ESPEJOS, María Dolores y CASTILLA, Aurelio. Bioética en las ciencias de la salud. Granada: 2001. p.460

todo el cuidado. Por el contrario cuando piensan que la persona es culpable de la enfermedad, el cuidado es limitado:

> "En el caso de los niños o la esposa que es porque alguien se lo trasmitió, entonces uno se vuelve más emotivo, no sé cómo explicarte, cuando empiezo a hablar de eso, me da eso como lo que tengo ahora….un choque con la situación, que otra cosa, como una impotencia, son emociones que se ríe uno con ellos, llora, pero dan rabia, algunos casos, algunas personas ni siquiera se merecen que uno las atienda" 3.1.11

La culpabilidad es una disyuntiva frecuentemente relacionada con los denominados "grupos de riesgo". Se piensa que personas con malos hábitos de vida son responsables de su enfermedad. La discriminación y las acusaciones no se demoran en llegar cuando se sabe que una persona está viviendo con VIH/SIDA. Graham Rumbold afirma que en ningún caso se puede culpar exclusivamente a un individuo pues existen motivos socioeconómicos y culturales que lleva a que una persona adopte estilos de vida "no saludables"[66].

El tercer límite parecería establecerse en el momento, que ya hemos señalado, en que se percibe a la persona con VIH/SIDA sin autonomía, con pérdida de la capacidad de edificación personal e incapaz de tomar decisiones racionales. Esto predispone a relaciones de cuidado de tipos verticales o asimétricas, en donde el profesional se ubica por encima de la persona que viven con la enfermedad, haciendo ver que sus deberes, al momento de cuidar, son superiores a los derechos de esta. Es decir, los profesionales de enfermería creen que la persona que vive con VIH/SIDA no puede decidir, debido a su máxima vulnerabilidad, sobre su proceso de enfermedad, y por el contrario deben subordinarse al cuidado que se les brinda: "el paciente con VIH que debe aceptar su enfermedad, si él no acepta su enfermedad, yo digo, nosotros como personal de salud es muy poco lo que podemos hacer", 3.4.12.

---

[66] RUMBOLD, Graham. Op. cit., p. 202-203

El cuarto límite lo impone la empatía que puede establecerse entre los profesionales de enfermería y la persona cuidada. La calidad del cuidado depende de cómo se va construyendo la relación de cuidado desde sus inicios. Joyce Travelbee propone que la solidaridad y la empatía son indispensables para la enfermería debido a que su quehacer se da en el marco de la relación entre seres humanos. Explica además, que esta relación conlleva un proceso que va desde el encuentro original, o inicial, que progresa a partir de lo que él llama identidades emergentes y los sentimientos de empatía. Después se llega a la compasión, y por último se da la identificación o lo que él denomina transferencia[67].

En las experiencias hasta aquí relatadas se evidencia, siguiendo la propuesta Travelbee, el solo establecimiento de relaciones que se quedan en las primeras fases, el encuentro original y de la identidades emergentes. En la experiencia de cuidado a persona con VIH/SIDA, los profesionales de enfermería relatan que no es fácil el encuentro, porque parecería que se impusieran barreras relacionadas con la empatía. Por un lado existen barreras impuestas por las personas viviendo con VIH/SIDA. Los profesionales de enfermería, perciben que algunas de ella están a la defensiva, se muestran reacios al cuidado, son negativos y no se abren al dialogo: "Hay pacientes que te rechazan, te ponen como un pare y no te permiten ir más allá, no permiten que pases más de la cuenta, él es el que te permite llegar hasta donde tú quieras llegar con él" 5.4.7. Por otro lado están las barreras impuesta por los mismos profesionales de enfermería. Ellos piensan que este primer encuentro está influenciado por la primera impresión (encuentro original) que causó la persona viviendo con VIH/SIDA, sus estados anímicos y la forma de pensar y sentir: "Si te cayó bien, si es una persona agradable, lo que uno pueda hacer por esta persona va a ser mayor, que por aquella que es indiferente, que no le interesa tener una relación más allá del cuidado" 3.4.9.

2.1.3. La proximidad: "un estar ahí"

---

[67] RAILE, Martha & MARRINER, Ann. Op. cit., p. 61

En las narraciones los participantes exponen que en la medida que entran en contacto, conocen y cuidan a las personas viviendo con VIH/SIDA, la relación interpersonal progresa. Estableciéndose así, una relación más cercana, empática, reflexiva y de confianza, que inicia algunas veces desde los servicios de urgencias y se fortalece cuando transcurre los días de hospitalización, sobre todo en infectología.

Los profesionales de enfermería ven importante que se instituya una verdadera interacción de cuidado, porque así ellos descubren las necesidades que demanda. Esto los lleva a individualizar el cuidado, y por lo tanto a proporcionar ayuda y dar una mejor respuesta a las necesidades de la persona que vive con VIH/SIDA. Expresan que es indispensable para consolidar ésta relación un estar ahí, es decir, lograr una cercanía para que las personas con VIH/SIDA sientan que la presencia del enfermero o enfermera no solo obedece a la necesidad de dar respuesta a sus necesidades físicas, sino también a necesidades emocionales, espirituales, que los ayuda a la reconstrucción de su integridad y su autonomía: "Entiendo yo, que el mismo hecho como tú le brindes el cuidado ayuda a que el paciente se recupere, porque si uno no lo cuida, simplemente pone un medicamento y ya, en el paciente hay otras áreas de su vida que están allí, que no va a dejar que el paciente se recupere de la mejor manera" 7.3.7.

El estar ahí, según los participantes, ayuda a superar las relaciones verticales existentes entre el profesional de enfermería, visto como experto, y la persona viviendo con VIH/SIDA, percibida vulnerable y débil; trasformando el cuidado en una proximidad basada en la igualdad con el otro, donde los profesionales de enfermería piensan que es importante tratar al otro con la misma consideración con la que ellos desean ser tratado. Reconocen no tener el derecho de imponer una práctica de cuidado sobre la persona viviendo con VIH/SIDA, sino por el contrario, un cuidado permitido centrado en el interés y la preocupación por el otro, con el propósito de recobrar en ellas seguridad, promocionar y reconstruir su autonomía, para que sean capaces de reclamar cuidado, y lograr que depositen en los profesionales de enfermería su confianza: "es como mostrarse uno como persona, no como, yo la jefe, la que mando aquí, sino también la parte humana. Mostrar lo que me hace humana dedicarle tiempo, brindarle una sonrisa, preguntarle por la familia, cosas sencillas. Eso hace que el paciente me vea como esa persona a la que él puede llegar, en la que ellos puedan confiar" 7.3.22.

Los participantes señalan que la proximidad llega a tal punto que las personas viviendo con VIH/SIDA en ocasiones prefieren estar hospitalizados, ya que a través del cuidado brindado por los profesionales de enfermería ellos se sienten escuchados, que les ayudan a resolver los problemas o simplemente los acompañan y sienten la seguridad de no ser rechazados. Refieren los profesionales de enfermería que perciben sentimientos de satisfacción y agradecimiento en las personas viviendo con VIH/SIDA al recibir un trato humanizado: "cuando estén en la casa se haga como si estuvieran en el hospital y no sientan ese vacío porque algunos lo han confesado prefieren, estar hospitalizados porque aquí, así sea una sola vez en el día los van a ver" 2. 3.6.

La interacción y el acercamiento llevan a que los profesionales de enfermería experimenten una construcción a nivel personal. Es así como describen que la Universidad y los cursos complementarios le enseñan lo científico y técnico de la enfermedad y el cuidado del VIH/SIDA, no obstante, piensan que solo cuando se relacionan y cuidan a personas viviendo con VIH/ SIDA logran un aprendizaje verdadero, porque pueden confrontar una realidad vivida (sobre la cual dicen ellos, no hay un protocolo de actuación) con los aprendizajes adquiridos previamente: "Yo me di cuenta que no sabía nada hasta que cuide un paciente, lo que le enseñan a uno en la universidad es una enfermedad que compromete el sistema inmunológico y se le bajan las defensas pero cuando ya uno tiene contacto con el paciente lo trata, empieza a ver la parte humana" 3.3.2.

Los profesionales de enfermería parecen concebir que la proximidad en la experiencia de cuidar a las personas viviendo con VIH/SIDA les proporcionan herramientas que los lleva a transformar sus propios valores, porque ellos sienten que cada situación real y particular es un motor que impulsa un cambio en la forma de cuidar. En sus narraciones reflejan que desaparecen los juicios de valor ejercidos y la persona que vive con VIH/SIDA es aceptada con sus diferencias con respecto a su identidad u orientación sexual, expresiones comportamentales sexuales y sus costumbres. Experimentan mayor interés, respeto, responsabilidad, y compromiso, no solo en el cuidado de las personas viviendo con VIH/SIDA sino con ellos mismos. Es decir, los profesionales de enfermería experimentan un crecimiento tanto profesional como personal que los ayuda a ser mejor persona y dar un cuidado de calidad: "yo les doy mi aporte profesional y ellos en parte me dan su aporte como persona, a mí también me ha ayudado a valorar más la vida, a tener más cuidado tanto con las personas con las que uno convive y las que están alrededor de uno y las cosas que uno utiliza, tener más técnicas de bioseguridad para el manejo de ellos mismos, me enriquecen como persona" 2.3.5.

Resulta crucial la experiencia de cuidado de personas viviendo con VIH/SIDA y la confrontación de esta con los conocimientos teóricos previamente adquiridos por el profesional de enfermería, en la elaboración de significados que puedan dar respuestas a la misma. Para dar explicación a este tipo de construcciones significativa es útil acudir a la propuesta de Richard DeGrandpre, el cual afirma que el significado se logra de la interacción que se desencadena en el encuentro entre individuos[68]. En este sentido el significado que los profesionales de enfermería pueden dar al VIH/SIDA y a la experiencia de cuidar personas que viven con la enfermedad, equivale a un proceso social que complementan sus procesos formativos. Sus conocimientos serán aquí un importante punto de partida, para luego llegar a una comprensión de esta compleja problemática social.

Vivir alrededor de la situación que viven las personas con VIH/SIDA hace que los profesionales de enfermería cambien la percepción que se configuran sobre la persona y la enfermedad. Transforman el cuidado en una perspectiva más amplia, centrada en la persona y no en la enfermedad, es decir, esa mirada cosificadora que igualaba a la persona que vive con VIH/SIDA con el resultado "positivo" del laboratorio cambia a una mirada donde se le reconoce el valor intrínseco como persona íntegra, con un núcleo social, con capacidad de relacionarse con el otro, con proyectos de vida y realización personal: "cuando

---

[68] DEGRANDPRE, Richard. Op. cit., p. 721-739

ya uno tiene contacto con el paciente, cuando uno lo trata, empieza a ver la parte humana" 3.3.3, "ellos puede convivir en sociedad, pueden trabajar " 1.3.10 " 3.1.13.

Esta nueva forma de mirar a la persona viviendo con VIH/SIDA hace que el temor hacia ellos desaparezca, y sean vistos ahora como personas autónomas, con decisiones acertadas y responsables de protegerse a sí mismo y a su entorno. Ya no subordinas al cuidado, sino participes del mismo: "tú tienes que dar tu granito de arena, tienes que aportar, aparte de ser un portador puedes llegar a enseñar a los demás a protegerse, a cuidarse a sí mismo y a cuidar al resto de la familia y todo su entorno". 5.1.1.

Ayudar a tener una actitud positiva ante la enfermedad es contribuir a que estas personas puedan vivir de forma plena. En otras palabras, el proceso interpersonal del que habla Travelbee[69] o el intercambio de experiencias, permite que surja en el profesional de enfermería la preocupación por el bienestar y la dignidad de la persona que vive con VIH/SIDA, posibilitándose así un cuidado humanizado, necesario en este tipo de proceso.

2.2. CATEGORIA 2: Valores en el cuidado a persona viviendo con VIH/SIDA

2.2.1. "Ponerse en los zapatos de un paciente con VIH"

Se puede pensar que un cuidado de enfermería de calidad, implica conocimientos, habilidades y aptitudes de los profesionales, pero también individualización y particularización del cuidado para atender las necesidades

---

[69] MARRIER, Ann. TRAVELBEE, J., Modelo de la relación persona a persona. En: MARRIER, Ann y RAILE, Martha. Modelos y Teorías en enfermería. 5 ed. Madrid. ElsevierScience. 2003 pag. 421

físicas, emocionales y espirituales, de las personas viviendo con VIH/SIDA. Entender de esta manera el cuidado supone que los profesionales de enfermería integren al cuidado valores morales y principios bioéticos, como garantes de calidad para humanizar el cuidado.

Los participantes de este estudio, consideran que las diversas situaciones que franquean el cuidado a personas viviendo con VIH/SIDA, como el estigma, la discriminación, el abandono, la forma de juzgar a la persona que padece la enfermedad, la confidencialidad, la privacidad y el contexto mismo de las circunstancias, hacen difícil la práctica de un cuidado ético a personas viviendo con VIH/SIDA: "la ética es muy difícil en enfermería, [se suele] comentar en el cambio de turno, es homosexual, es prostituta, imagínate que vino el familiar y no sabía y le dije, se enteró ¿y ahora?" 3.8.1. La clara violación a los principios de confidencialidad, de guardar la intimidad y la responsabilidad de promover espacios de respeto, estipulados en los códigos deontológicos[70], se levantan aquí como uno de los principales dilema que enfrentan los profesionales de enfermería y las personas que viven con VIH/SIDA.

Sin embargo los entrevistados en esta investigación dejan ver en sus narraciones que al establecerse una verdadera interacción entre ellos y la persona viviendo con VIH/SIDA, el cuidado trasciende a una acción humana, porque se superan barreras de tipo moral, y el profesional de enfermería crea no solo un compromiso y responsabilidad deontológica, sino una preocupación personal por dar respuesta a las necesidades del otro: "cuando uno está frente a la persona, lo que uno quiere es ayudar a la persona y todo se les brinda de la misma manera, más allá de lo que piensen o de lo que ellos traigan" 3.3.12.

La relación interpersonal establecida entre los profesionales de enfermería y las personas viviendo con VIH/SIDA no se dan por si solas, ella se posibilitan al afianzarse virtudes como la compasión, el altruismo y la empatía. Virtudes que los llevan a mostrarse siempre en una actitud presta, para que no los vean

---

[70] CF. CONSEJO INTERNACIONAL DE ENFERMERA. Cómo Reducir los Efectos Del VIH/SIDA en El Personal de Enfermería y Obstetricia. Ginebra (Suiza) 2000. p.12

alejados, sino que los perciban como personas que están allí para servir, es decir, mostrar un interés y preocupación real por las personas viviendo con VIH/SIDA, hasta el punto que sienten la necesidad de "ponerse en los zapatos de un paciente con VIH" y participar afectiva en su realidad.

> "Lo más importante es que tu llegues a tener esa empatía con el paciente y que esa empatía te lleve a ti a interesarte más por las personas. Cuando te interesas llegas a hacer cosas que no tienen nada que ver con el ejercicio de la enfermería, dedicarle más tiempo, hablar con él, llamarle al familiar, convertirse uno como en algo más que la enfermera, como esa persona que quiera ayudarlo" 3.11.1

Sin embargo se hace indispensable que se reconozcan tanto los valores propios como los de las personas viviendo con VIH/SIDA (sin suponer que los suyos propios son superiores). Piensan que de esta manera pueden llegar a un entendimiento mutuo, evitan reducir la persona al estatus moral de cosa, les ayuda a constituir relaciones de cuidado respetuosas que preservan la dignidad de las personas que tienen otros valores y promueven los derechos humanos. Ellos piensan que una forma de lograr esto es ver qué tipo de valores adquirió la persona en su infancia, buscando en lo posible no alterar ese conjunto de valores y de acuerdo a estos, brindar el cuidado: "Lo primero es conocer el entorno familiar en que se formó o se desarrolló la personalidad de esa persona para ver qué tipo de valores adquirió en su infancia hasta la edad adulta, de acuerdo a esos valores, nos van a permitir a nosotros respetar a los pacientes y brindar un buen cuidado".1.3.6.

Para María Luisa Pfeiffer los valores son en gran medida responsables de la cohesión social y humana, pues permite la comprensión y el acuerdo, pero al mismo tiempo consiente los choques, conflictos y desacuerdos sociales[71]. Por lo tanto el profesional debe estar atento al establecimiento de un encuentro

---

[71] PFEIFFER, María Luisa. Bien y mal. En: TELDI, Juan Carlos. Diccionario latinoamericano de bioética. Bogotá: UNESCO- Red Latinoamericana y del Caribe de Bioética: Universidad Nacional de Colombia, 2008., p. 98

solidario, de mutua ayuda y tolerancia, que solo se puede lograr en la reflexión de los propios valores y en la medida en que puedan existir al lado de los valores ajenos.

2.2.2. El respeto: "no como un simple caso"

En las enfermedades crónicas con evoluciones impredecibles, con tratamientos prolongados y que presuponen situaciones familiares diversas, como en el caso del VIH/SIDA, las persona que la padecen requieren no solo cuidados en la fase terminal de la enfermedad, sino que demandan atención y protección durante todo el proceso, porque en la enfermedad pueden sobrevenir momentos de desesperanza, por la evolución incierta de la misma. La persona puede perder sus capacidades mentales y cognitivas por afecciones sobre agregadas que le impedirían tomar sus propias decisiones; o ser abandonadas por sus familiares por no poder soportar la enfermedad; o porque sus obligaciones no se lo permiten o simplemente por el estigma asociado a la enfermedad. Circunstancias que propician a que en determinados momentos la persona con VIH/SIDA no reciba el trato que se merece. Sin embargo, sobre esta misma circunstancia sobreviene una reflexión moral que motiva al profesional de enfermería a actuar en busca del bien y la dignidad de la persona, a reconocerle y respetarle su privacidad y autonomía; y darle la posibilidad de consentir y reclamar sus derechos en cada momento de su enfermedad:

> "Pero una persona por el hecho de tener VIH no quiere decir que va a perder su derecho a la libertad, a la integridad física y personal, a su autonomía, a su intimidad, sus derechos, al libre desarrollo de su personalidad. Son personas que tiene tienen una enfermedad, pero por ese hecho, no pierden la posibilidad de exigir los derechos, igual siguen siendo pacientes, están en una condición que necesitan el cuidado", 1.12.4.

El respeto insta, según los participantes, a la promoción de la autonomía de las personas viviendo con VIH/SIDA y de esta manera a mejorar las actitudes y comportamientos frente a la enfermedad. Consideran que cuando se les respeta como persona son capaces de ser responsables de su autocuidado, ejercer prácticas de autoprotección y protección en su medio; para desarrollar por sí solo su propia vida, pero siendo responsable con el otro. Esto es, colaborar para que ejerzan su libertad teniendo en cuenta sus deberes para con los demás. Por ejemplo, cuando deben informar de su seropositividad al momento de recibir una atención en salud o al tener relaciones sexuales: "lo principal es el respeto como persona, no como un simple caso, porque él, al sentirse que es respetado como persona, que lo aprecian, que lo quieren, va a aplicar en su entorno los cuidados, las medidas de protección, para él y para las personas con las que vive, va a saber manejar su enfermedad" 1.3.9.

2.2.3. Responsabilidad: "uno lo que vive es un diario"

Para los profesionales de enfermería participantes de éste estudio, cuidar con responsabilidad a las persona viviendo con VIH/SIDA es ante todo un deber moral, que se convierte en preocupación, no solo para que se le realicen los estudios o las actividades técnicas, sino que haya un cuidado centrado en la persona, integrando a la familia alrededor del cuidado, con el propósito de reintegrarla a la vida cotidianidad: "yo digo que ese gremio de pacientes tiene mucho que ayudar, a él y a la familia, porque cuanto no se puede hacer para que un paciente con VIH viva" 3.5.1.

La responsabilidad moral en los profesionales de enfermería media una reflexión en torno al cuidado y a sus formas de cuidar, por ejemplo, piensan que no deberían replicar algunas manifestaciones como el rechazo que la sociedad tiene hacia estas personas, porque rechazarla de igual manera supone no darle a las personas viviendo con VIH/SIDA lo que ellas se merecen, limita el cuidado y hasta se asumen como un acto de no beneficencia, por no ser justo, al no dar los cuidados enfermeros, que las personas viviendo con VIH/SIDA necesitan: "Lo que hace falta es que el rechazo que ellos sienten de la sociedad no lo vayan a sentir en la parte hospitalaria con nosotros, aunque algunos si lo han sentido porque hay personas que a veces no cuidamos la lengua" 2.2.13.

Para los participantes de éste estudio una condición ineludible para un cuidado responsable a persona viviendo con VIH/SIDA, es la voluntad de los profesionales de enfermería, como mecanismo de autocontrol, que regule las emociones y los sentimientos que llevan a tomar decisiones particulares que no van a favor de la persona que necesita ser escuchada y cuidada. Ellos declaran, que tener voluntad de cuidar a personas viviendo con VIH/SIDA los lleva a actuar no solo como idóneos profesionales con un cúmulo de conocimientos en enfermería, sino a actuar deliberadamente, según la situación en particular. Además relatan que en algunas ocasiones la responsabilidad moral los lleva a actuar traspasando las obligaciones deontológicas, porque cuando están frente a la persona viviendo con VIH/SIDA y a las diversas situaciones, lo que prima es la voluntad de querer ayudar a la persona y brindarles el cuidado de la misma manera que se le da a otro enfermo, más allá de lo que piensen o de lo que traigan.

Traspasar las obligaciones deontológicas, no significa según los profesionales de enfermería, que se realice una práctica de cuidado no ética, por el contrario representa actuar con prudencia, con la capacidad de adecuar la voluntad y los conocimiento específicos a la realidad única de la persona viviendo con VIH/SIDA, de tal manera que se pueda decidir lo correcto o lo mejor para la persona. La relativización de la polarización de la moral obliga a estos profesionales a mirar hacia la particularidad de cada caso. Ya lo malo y lo no ético no son categorías fijas, sino que dependen del contexto social y de las situaciones particulares de las personas viviendo con VIH/SIDA. La manifestación de falta de contenidos al respecto no se debe convertir en un foco de crisis y preocupaciones académicas, al contrario, debe ser el motivante para una actitud creativa en la búsqueda de la socialización de los significados de las experiencias de cuidado de personas con VIH/SIDA:

> "Ya no tiene que ver con leyes sino con el compromiso con la
> persona, las leyes existen, pero es que uno está aquí y uno lo
> que vive es un diario, no existe un protocolo, más allá no hay
> nada que te diga como manejas tu un paciente que trae una
> connotación de…. homosexual, promiscuo o una prostituta

que tiene sus hijos en el bienestar familiar, o que tiene sus hijos
hospitalizados con VIH y ella también aquí con VIH, no existe
algo que te enseñe a ti, a manejar esas cosas" 3.3.18

2.2.4. Tolerancia: "saber llegar al paciente"

Los profesionales de enfermería, participantes de este estudio consideran que
un valor fundamental en el cuidado ético a personas viviendo con VIH/SIDA es
la tolerancia porque este valor según ellos les da la posibilidad de lograr una
proximidad, un estar ahí, abierto a las necesidades del otro. Sienten que al ser
tolerantes, son capaces de comprender mejor las circunstancias por las que
atraviesa la persona viviendo con VIH/SIDA, lo que a su vez les permite ser más
compasivos y establecer una relación de confianza. Dejan ver que si se
fundamenta el cuidado con tolerancia la relación se transforma en una relación
simétrica, donde el eje es el respeto a la persona: "Es tratar de entenderlo que
es esa condición el paciente va a estar susceptible llega un momento en que se
pone irritable y yo como enfermera no debo pretender que el paciente siempre
este en la mejor disposición cada vez que yo le voy a hacer X o Y cosas o cada
vez que yo me le acerque a él" 7.13.1

Además siente que a través de la tolerancia superan prejuicios y rompen la
barrera que en ocasiones se imponen y que limita el cuidado. Por lo tanto son
capaces de construir relaciones simpáticas basadas en la igualdad y la justicia.
La tolerancia les proporciona elementos para "saber llegar al paciente", ser
incluyentes y no discriminar al momento de cuidar:

> "es entender que yo vengo de mi casa con mi familia no tengo
> ningún malestar puedo comer lo que quiere y ese paciente no,
> él está en un situación incómoda en cero privacidad, cama
> incomoda, visitas restringidas, comida lo que me mande la
> nutricionista. Como entenderle y tenerle como esa paciencia
> venga, hablar con él, entonces el paciente cede" 7.13.2

2.2.5. Honestidad: "no hay quien te vigile"

Para los participantes de este estudio, honestidad significa informar y educar a la persona viviendo con VIH/SIDA y su familia, sobre la realidad de la enfermedad, tratando que la persona y su familia afronten la enfermedad y logren reencontrar el sentido de la vida dentro de la propia enfermedad: "a ese paciente si lo mantengo informado de su situación real, de su enfermedad, ese es un paciente que va a adherirse a su tratamiento" 1.9.1.

Ser honesto también es informar y educar a la persona viviendo con VIH/SIDA sobre la importancia de la aplicación de normas de bioseguridad en su cuidado, porque ellos refieren que algunas personas viviendo con VIH/SIDA sienten rechazo y discriminación con relación a otra persona enfermas, cuando los profesionales de enfermería utilizan guantes, mascarillas, o cualquier otro elemento de bioseguridad: "Es hablarle de la forma más clara, sin llegar a herirlo, entendiendo o demostrándole que si uno toma ciertas medidas, es por el bien de ellos y el de nosotros. Es hablarle lo más claro posible sin llevarnos por delante los sentimientos" 7.9.2. Para los profesionales de enfermería la honestidad en este caso representa asumir el deber de cuidar por la propia convicción de desear responde a la necesidad del otro, y no porque lo exige la ley ó por la responsabilidad deontológica que se le exige a todo profesional de enfermería: "si todos son solos, a la mayoría los abandona la familia y no hay quien te vigile, quien este pendiente que le estás haciendo" 3.9.4.

Todo esto quiere decir que la honestidad guarda la necesidad de ser coherente con lo que se debe. Para prevenir la infección con el VIH se requiere prácticas de cuidado fundamentadas en normas de bioseguridad. Extremar las normas de bioseguridad, como por ejemplo, no entrar a la habitación es considerado por los profesionales de este estudio un acto deshonesto con la persona viviendo con VIH/SIDA: "algunos enfermeros, se basan es en lo que le dice el compañero que les entrega el turno, pero no llegan hasta el paciente para ver qué es lo que realmente amerita" 2.2.10.

2.3. Categoría 3: Relación de valores de los profesionales de enfermería con la aplicación de los principios de autonomía, integridad, dignidad y vulnerabilidad en el cuidado a personas viviendo con VIH/SIDA

Los profesionales de enfermería participantes de este estudio dejan ver que en el cuidado a personas viviendo con VIH/SIDA se ponen en relación sus valores morales con los principios bioéticos. Ahora, parecería que la conceptualización y utilización de los valores y principios no es del todo un proceso consciente. Es decir, que los profesionales de enfermería guían el cuidado a persona viviendo con VIH/SIDA a través de la responsabilidad, la honestidad, el respeto y la tolerancia; entremezclando de forma espontánea, estos valores con la aplicación de los principios de dignidad, integridad, vulnerabilidad y autonomía.

2.3.1. El valor de la responsabilidad relacionado con la aplicación de los principios de dignidad, vulnerabilidad y autonomía

La máxima vulnerabilidad que se supone que sobrellevan las personas viviendo con VIH/SIDA, como por ejemplo, los cambios físicos u orgánicos, el rechazo, el abandono y el estigma, provoca en los profesionales de enfermería, especial sensibilidad ante este sufrimiento, porque los perciben frágiles y con la posibilidad de ser dañados por otros; lo que despierta en ellos los sentimientos de protección y cuidado e intensifica el valor de la responsabilidad y motiva a la aplicación del principio de vulnerabilidad: "Para ellos enterarse que tienen VIH es un choque, así sea lo que sean, por el estigma que tiene la enfermedad. Viendo uno esas cosas que afuera no se ven, uno se hace como más sensible, como más cercano y le toma más amor al trabajo, yo digo que ese gremio de pacientes tiene mucho que ayudar a él y a la familia" 3.5.1.

Los participantes del estudio dejan ver que al ser responsables en el cuidado a personas viviendo con VIH/SIDA, asumen un compromiso no solo legal, sino personal de responder por las necesidades particulares de ellos. Los profesionales de enfermería participantes del estudio suponen que el VIH/SIDA, produce una desestructuración de la persona en sus esferas somática o corporal, psicológica, social y espiritual, por lo cual sienten la necesidad de ayudar a reestructurar a la persona y a restablecerle su salud. Consideran que es un deber promover la construcción del sentido de la vida y las relaciones de la persona con su entorno (porque ellos en su experiencia, perciben por ejemplo, que algunas personas viviendo con VIH/SIDA, en el proceso de su enfermedad sienten que no vale la pena vivir o sus relaciones familiares y sociales se desintegran). Al conferir sentido a la vida, y hacer partícipe a las personas viviendo con VIH/SIDA a un grupo o sociedad, ellos recobran su valor intrínseco como ser humano, se le dignifica, no se les rechaza ni se les estigmatiza. A la vez la persona viviendo con VIH/SIDA recobra su capacidad de crear objetivos de vida. Lo que quiere decir que asumiendo la responsabilidad de esta manera hacen ver la aplicación del principio de vulnerabilidad, dignidad y autonomía.

> "Pienso que la persona que está con ese paciente, es la persona más cercana a él, es la persona que le debe brindar afecto, brindar comprensión, entenderlo, saber llegar a él. Explicarle como puede ser él una persona aparte de ser un portador, como puede llegar a enseñar a los demás a protegerse y a cuidarse y a cuidar al resto de la familia y todo su entorno" 5.1.1

2.3.2. El valor del Respeto relacionado con la aplicación de los principio de dignidad y autonomía

Según los profesionales de enfermaría participantes de este estudio, percibir la realidad del VIH/SIDA y la persona que la padece en un plano de igualdad, permite no hacer distinción de trato y cuidado con relación a otras enfermedades y enfermos, lo que representa un trato con respeto a la persona con VIH/SIDA, y aplicación del principio de dignidad.

Con el respeto se logra promocionar la autonomía de la persona viviendo con VIH/SIDA y, mejorar la calidad de la relación enfermero-paciente, lo que contribuye a la alianza terapéutica y la calidad global de la atención: "porque si nosotros mostramos rechazos, imponemos nuestro criterio, no le respetamos su autonomía, su libertad, lo tratamos mal, lo discriminamos, porque tiene esa enfermedad, ese paciente no va a hacer partícipe de los cuidados que se le quieran aplicar a él", 1.2.4.

2.3.3. El valor de la honestidad relacionado con la aplicación de los principio de dignidad, autonomía e integridad

Los profesionales de enfermería perciben una desestructuración de la persona viviendo con VIH/SIDA, por lo cual sienten el compromiso, la obligación y el deseo de reestructurarla. Creen que para lograrlo es necesario que se establezca una relación de confianza en donde el valor de la honestidad debe ser el soporte. Ellos perciben que llega un momento en la relación de cuidado que la persona viviendo con VIH/SIDA está desintegrada, por las condiciones que supone la enfermedad, por lo que depositan total confianza en ellos. Les dan a conocer aspectos de su vida íntima o le entregan su cuerpo para que lícitamente intervengan en él, es decir, perciben que la persona viviendo con VIH/SIDA, confía en ellos su integridad, por lo tanto sienten el compromiso moral de protegerla.

Al entender los profesionales de enfermería honestidad como la necesidad de informar y educar sobre la realidad de la enfermedad VIH/SIDA e integrarla al principio de autonomía en el cuidado, logran capacitar a la persona viviendo con VIH/SIDA para que decida por sí misma.

"hay que estar ahí con él en el día a día, hacerles muchas explicaciones, tratar de que entiendan que uno no les va a hacer todo, uno también lo pone a él a que tome sus propias decisiones a que tome sus propios compromisos" 5.3.4.

3. ANÁLISIS Y DISCUSIÓN DE RESULTADOS

Los profesionales de enfermería se enfrentan a dilemas éticos en el momento de ejercer su profesión, pero esto, como lo deja percibir los resultados de esta investigación, se agudiza cada vez que afrontan experiencias de cuidado a personas que viven con enfermedades que poseen una clara connotación moral. En el caso aquí estudiado, VIH/ SIDA, estos profesionales le adjudican a la enfermedad un significado moral negativo. La enfermedad es interpretada como catastrófica, destructiva tanto para la persona como para la familia y la sociedad. Este tipo de ideas sobre el VIH/SIDA que prevalece en los profesionales de enfermería hace parte de las configuraciones sociales de sentido sobre la experiencia de vivir, cuidar, ya sea en el plano de los servicios de salud o en el familiar y social, a este tipo de personas. Esto a su vez está alimentado por las creencias erradas que en algunas ocasiones hacen que se asocien a personas viviendo con VIH/SIDA con grupos de riesgo.

La prevalencia de este tipo de asociación no solo permite la discriminación y estigmatización de las personas viviendo con VIH/SIDA, sino que además contribuye a la desinformación sobre la enfermedad y por lo tanto impide una adecuada prevención de la misma. La Red Colombiana de personas viviendo con VIH- RECOLVIH, en un estudio realizado entre 2009 y 2011, informó que en Colombia la discriminación y estigmatización a estas personas se ha convertido en un factor determinante para la violación de derechos, la mala atención y sobre todo el crecimiento del temor sobre esta. Como consecuencia las personas con VIH/SIDA deciden evitar los centros de médicos para evitar la estigmatización. Esto hace más difícil poder dar respuesta satisfactoria a esta enfermedad[72]. Similar a esto, los participantes de este estudio narran que existe entre las personas con VIH/SIDA una prevención cada vez que van a los centros hospitalarios e incluso manifiestan actitudes agresivas y vengativas, lo que hace ver a esta personas como aquella que han perdido la autonomía, la integridad y la capacidad para decidir sobre su vida.

¿Cómo explicar que este tipo de ideas y actitudes se puedan dar en profesionales de la enfermería, cuya preparación y estudios suponen el desarrollo de habilidades y conocimientos para afrontar sin riesgo al VIH/ SIDA? La respuesta no es otra que la elaboración de significados de la experiencia de cuidado a personas viviendo con VIH/SIDA a partir de los valores morales de cada profesional. Esta investigación arrojo como resultado, la presencia, en la profesión de enfermería a la hora de cuidar a estas personas, de fuertes dilemas

---

[72] SIMBAQUEBA, Juan, et al. Informe Voces Positivas: resultado del índice de estigma a personas viviendo con VIH/SIDA en Colombia, 2011. p. 6

éticos con respecto a los deberes profesionales y lo que cada profesional ha establecido como lo correcto o lo moralmente bueno. Para Risieri Fondizi, el indagar en el interior de lo humano, en su mundo psíquico y espiritual, equivale a un importante descubrimiento. Ya no solo las explicaciones que podemos hacer del mundo devienen del estudio de lo exterior. A la realidad física hay que agregarle las ideas, conceptos y explicaciones que están en las vivencias de cada quien[73]. Esto permite entender que la experiencia de cuidado también aporta conocimientos significativos sobre la explicación y percepción de las enfermedades.

De ahí que la enfermería sea entendida, por autores como Joyce Travelbee, como una profesión cuyo objetivo es la ayuda y el acompañamiento en la experiencia de enfermedad y sufrimiento de una persona, y como consecuencia de su familia y hasta su comunidad. Según Travelbee, el profesional de enfermería debe estar capacitado, cuando la situación lo requiera, a encontrar significado a este tipo de experiencias[74]. Ahora, tales vivencias son sentidas, comprendidas e interpretadas de diferentes formas de acuerdo a la cultura, los valores, a los conocimientos que posea la persona y a los contextos de espacio y tiempo. Los contexto son sin duda alguna un factor determinante en la configuración de los significados de las cosas, especialmente si se trata de los valores morales. Al parecer en estos últimos están o se configuran los principios con los cuales cada hombre "ajusta su conducta"[75] y toma un comportamiento particular frente a los otros.

Los valores para Frondizi poseen como característica fundamental la polaridad, es decir que nos ubicamos en una relación de opuestos: los positivo y lo negativo. Para este autor la polaridad permite romper con la indiferencia al darle a las cosas y a las experiencias un valor[76]. De esta manera las enfermedades no serán valoradas de las mismas maneras, alguna más que otras estarán asociadas al concepto de lo negativo y por lo tanto generarán rechazo o

---

[73] Frondizi, Risieri, Op. cit., p. 11,12, 13

[74] MARRINER, Ann. Op. Cit. 2003, p 421

[75] Frondizi, Risieri. Op. cit., p. 21,107

[76] Ibíd. p. 20

prevención. Esto lo podemos observan en las descripciones que hacen los profesionales de enfermería. Para ello el VIH/SIDA es el resultado, en la mayoría de los casos de actitudes y hábitos que ponen en riesgo la salud. En consecuencia se le asigna la "culpa" de padecer VIH/SIDA a la persona y no se mira la condiciones socioeconómicas y políticas de nuestra sociedad que impiden la atención rápida y eficaz de esta problemática.

Un encuentro inicial entre persona viviendo con VIH/SIDA y profesional de la enfermería estará marcado por los prejuicios, el temor y la prevención, que solo se superar en la medida que la relaciones interpersonales entre estas se desarrollen y permitan el reconocimiento mutuo. La experiencia y el dialogo con personas viviendo con VIH/SIDA introducen la posibilidad de romper con la barreras que impiden una atención basa en los derecho.

Por tanto el profesional de enfermería contribuye a la elaboración de significados de la enfermedad. Este significado se logra en la interacción que tiene lugar en el encuentro entre personas[77]. De ser así, el significado de la experiencia de cuidado a personas con VIH/SIDA será edificador y positivo, ayudando a su vez a obtener procesos de aprendizaje significativos y transformadores. En cambio, si las relaciones se dan a partir de la disyuntiva paciente-profesional, el significado y el encuentro serán construidos a partir de los límites, prejuicios y prevenciones, el acercamiento será mínimo y el reconocimiento escaso.

Entre los profesionales que han tenido experiencias de cuidado a personas con VIH/SIDA en donde el tiempo de interacción ha permitido el reconocimiento entre él y la persona que cuida, la relación, que partió de principios, valores y comportamientos morales convencionales, es decir aquellas ideas socialmente aceptada como buenas y adecuadas, se transformó en comportamientos morales postconvencionales[78]. En otras palabras, los principios bioéticos (dignidad, vulnerabilidad, integridad y autonomía) y valores morales (honestidad,

---

[77] DEGRANDPRE, Richard. Op. cit., p. 721-739

[78] BENAVENT   Mª A., FRANCISCO DEL R C., FERRER E. La acción de cuidar: una forma de comportamiento práctico moral. En: fundamentos de Enfermería. Ediciones DEA. Barcelona. 2012. p. 155

respeto, tolerancia y responsabilidad) se ajustan a las particularidades de cada encuentro y de cada persona, posibilitando el cuidado individualizado y humanizado.

3. CONCLUSIONES

El significado de la experiencia de cuidado a personas viviendo con VIH/SIDA que logran construir los profesionales de enfermería, a partir de sus valores, permite observa un proceso de interacción basado en el reconocimiento mutuo entre profesional y la persona que recibe el cuidado. El grado de acercamiento condiciona la calidad del cuidado y también el sentido dado a la misma enfermedad: este proceso se puede entender como la puesta en marcha de dinámicas, situaciones y contextos donde se confrontan los valores morales del profesional y los principios bioéticos y deontológicos que buscan dar respuesta a los dilemas éticos que se presentan en el ejercicio diario de su labor. Todo esto quiere decir, que valores morales y principios bioéticos se concretan en la experiencia.

En este sentido las respuestas encontradas varían en cada individuo. Si miramos esto a la luz de la responsabilidad, entendida, como lo plantea, Victoria Camps [79], en su dimensión individual, cobra sentido la necesidad de ahondar en los valores de los profesionales para aproximarse investigativamente a la experiencia de cuidado, en este caso, el de las personas viviendo con VIH/SIDA. Las vivencias, aquí analizadas, a pesar de su diversidad se pueden agrupar primero en una experiencia dura, que no es más que el producto del encuentro, algunas veces abrupto, entre enfermero/a y persona viviendo con VIH/SIDA. El encuentro de quedar en esta primera fase, el encuentro original, implica el riesgo de construir un cuidado paternalista en donde queda en juego los principios de autonomía, libertad, integridad, dignidad y vulnerabilidad de las personas cuidadas: aquí lo común que la persona sea vista casi exclusivamente en su rol de paciente y desprovista de libertad para decidir sobre su vida o su enfermedad.

La representación que hacen los profesionales de enfermería sobre el VIH/SIDA y la persona lleva a que el cuidado se limite solamente a lo técnico e instrumental y al cumplimiento obligado de un deber profesional, sobre todo cuando el cuidado es brindado en el servicio de urgencias en un tiempo reducido y a un ritmo acelerado, que no posibilita el acercamiento y esta permeado por los juicios de valor, es decir, que la percepción que tenga el profesional de enfermería sobre el VIH/SIDA y la persona determina el cuidado y produce que los profesionales de enfermería actúen en un nivel de comportamiento moral convencional[80].

Una situación opuesta a la anterior, se funda en la empatía, la interacción y el intercambio de experiencias que permiten cada vez más la formulación de significados edificadores de un cuidado humanizado. A medida que avanza el cuidado se posibilita la proximidad e interacción, y la experiencia se convierte en

---

[79] CAMPS, Victoria. Una vida de Calidad. Barcelona: Ares y Mares, 2001. p. 102-106

[80] BENAVENT Mª A. Op cit., p. 155

una práctica gratificante tanto para los profesionales de enfermería como para las personas viviendo con VIH/SIDA. Hay una transformación del cuidado en donde prevalece una relación simétrica, basada en la igualdad y centrada en la persona, garantizándose un trato digno, protección, respeto y responsabilidad hacia la persona cuidada. Esto lleva a considerar que la interacción y la proximidad producen una transformación en los valores de los profesionales de enfermería. En las narraciones dejan ver que el inicio de la relación de cuidado está enmarcado más en los valores profesionales, y en la medida que el cuidado avanza y se estrechan las relaciones de confianza, hay mayor sensibilidad, compasión y solidaridad, por lo que sienten que priman los valores morales, lo que quiere decir, que el cuidado se da bajo una acción de comportamiento moral post convencional[81].

BIBLIOGRAFÍA

ARIAS María y GIRALDO, Clara. El rigor científico en la investigación cualitativa. Investigación y Educación en Enfermería. 2011; 29 (3) 500-514 ISSN: 0120-5307

ARISTIZABAL, Chantal. Una mirada a la compleja situación de la infección por VIH y el SIDA en el mundo en el año 2003. En Horizontes de la Bioética Salud y Realidad Social. Bogotá D.C.: Universidad el Bosque & Academia nacional de Medicina. 2004. 83 p

BENAVENT, Mª A., FRANCISCO DEL R C., FERRER E. La acción de cuidar: una forma de comportamiento práctico moral. En: fundamentos de Enfermería. Ediciones DEA. Barcelona. 2012. 420 p.

BONILLA. Elssy y Rodríguez, Penélope. Más allá del dilema de los métodos, La investigación en ciencias sociales. Bogotá: Norma, Universidad de los Andes. 2005. 421 p.

---

[81] Ibid, p. 155

CAMPS, Victoria. Una vida de Calidad. Barcelona: Ares y Mares, 2001. 247p.

CORTINA, Adela. El mundo de los valores 2 ed. Bogótá: El búho. 142 p.

CONSEJO INTERNACIONAL DE ENFERMERA. Cómo Reducir los Efectos Del VIH/SIDA en El Personal de Enfermería y Obstetricia. Ginebra (Suiza) 2000. 31 p.

DEGRANDPRE, Richard. A Science of Meaning: Can Behaviorism Bring Meaning to psychological Science. En American Psychologist Vol. 55.(7). 2000. 721-739 p.

ESCOBAR, J. Riqueza de los principios en bioética. En: Revista Colombiana de bioética Vol. 6 (2). 2011, p 132

ESCOBAR, Jaime y ARISTIZABAL, Chantal. Los principios en la bioética: fuentes, propuestas y prácticas múltiples. En: Revista Colombiana de bioética Vol. 6 No Especial. Noviembre de 2011. P 98

FLICK. Uwe. Introducción a la investigación cualitativa 2 ed. Madrid: Morata. 2007. 323 p.

FRONDIZI. Risieri. ¿Qué son los valores? Introducción a la axiología 3 ed. México: Fondo de Cultura Económica. 1977. 236 p.

FRY, Sara y JANE, Megan. Ética en la práctica de enfermería Una guía para la toma de decisiones éticas. El Manual Moderno. Bogotá. 2008

HODGSON, Ian. Empathy, inclusion and enclaves: the culture of care of people with HIV/AIDS and nursing implications. En Journal of Advanced Nursing Vol. 55 (3). 2006. 283-290 p.

KANT, Emmanuel. Crítica de la razón práctica. Buenos Aires: Losada, 2003. 140p.

MARRINER, Ann. JoyceTravelbee, Modelo de la relación persona a persona. En: Marriner, Ann y RAILE, Martha (Comp.). Modelos y teorías en enfermería 5 ed. Madrid: ElsevierScience. 2003. 418-425 p.

Raile, Martha & Marriner, Ann. Modelos y teorías en enfermerías. 7 ed. Barcelona: El Servier. 2011. 772 p.

MESEGUER, Cristóbal y TOORALBA, Mª José. Problemas éticos de la infección por VIH. En ESPEJOS, Mª Dolores y CASTILLA, Aurelio. Bioética en ciencias de la salud. 2001. 575 p.

NEIL, Ruth. Jean Watson: Filosofía y ciencia del cuidado. En Marriner, Ann y RAILE, Martha (Comp.). Modelos y teorías en enfermería 5 ed. Madrid: ElsevierScience. 2003. 144-157 p.

PEÑA Beatriz. El Ethos del Cuidado de la vida. En Lucy Muñoz, Alba et al. El cuidado de la vida. Bogotá: Universidad Nacional de Colombia. 2007. 252 p.

OSORIO GARCÍA, Maribel. La universidad como institución orientadora de sentido. México: Centro de Estudios de la Universidad, UAEM, 2003. 44 p.

PARRADO, Yaneth y CARO, Clara. Significado, un conocimiento para la práctica de Enfermería. En: Revista Avances en enfermería. Vol. 26 (2) (Julio-diciembre de 2008). 116-125 p.

PEÑARRIETA, María Isabel, et al. Experiencia de vivir con el VIH / SIDA en un país latino: un análisis cualitativo. En Cultura de los cuidados. Año X, (20). 2006. ISSN 1138-1728. 69-75 p.

PFEIFFER, María Luisa. Bien y mal. En: TELDI, Juan Carlos. Diccionario latinoamericano de bioética. Bogotá: UNESCO- Red Latinoamericana y del Caribe de Bioética: Universidad Nacional de Colombia, 2008. 96-99 p.

RENDTORFF Jakob and KEMP, Peter. Basic ethical principles in European bioethics and biolaw. Vol. I: Autonomy, dignity, integrity and vulnerability. Barcelona: Instituto Borja de Bioética, 2000. 428 p.

RUMBOLD, Graham. Ética en Enfermería. 3 ed. México: Mc Graw Hill. 2000. 231p.

SANDOVAL. C. investigación cualitativa. Bogotá: Instituto colombiano para el fomento de la educación superior (ICFES). 1996. 311 p.

SIMBAQUEBA, Juan, et al. Informe Voces Positivas: resultado del índice de estigma a personas viviendo con VIH/SIDA en Colombia, 2011. 98 p.

STRAUSS, Anselm CORBIN Juliet. Bases de la investigación cualitativa. Técnicas y procedimientos para desarrollar la teoría fundamentada. Medellín. Editorial Universidad de Antioquia. 2002. 341 p.

TORRALBA, Francesc. Antropología del Cuidar. España: Fundación Mafre Medicina. 1998. 374 p.

UNESCO. Estigma y Discriminación por el VIH/SIDA: Un Enfoque antropológico. En Estudios e Informes, Serie Especial (20). 2003. 81 p.

URIBE, Ana y ORCASITA, Linda. Evaluación de conocimientos, actitudes, susceptibilidad y autoeficacia frente al VIH/SIDA en profesionales de la salud. En Avances en enfermería, Vol. 29(2), 2011. 271-284 p.

VEGA, José. Introducción al pensamiento de Max Scheler. Madrid: Instituto Emmanuel Mounier. 1992. 71 p.

MINISTERIO DE SALUD. RESOLUCION N° 008430 (4 de octubre de 1993). Por la cual se establecen las normas científicas, técnicas y administrativas para la investigación en salud. 1993. p 2.

Consultas Electrónicas

MAYAN. María. Una Introducción a los métodos cualitativos: Modulo de entrenamiento para estudiantes y profesores. México: Universidad autónoma metropolitana Iztapalapa. 2001, p. 5-8. Disponible en: http://www.ualberta.ca/~iiqm/pdfs/introduccion.pdf. [Consultado: el 5 de octubre de 2012]

MARTÍNEZ, Jesús: En torno a la axiología y los valores. En: Contribuciones a las Ciencias Sociales [en linea]. 2010. www.eumed.net/rev/cccss/07/jamg3.htm [Consultado el 7 de noviembre de 2012]

ONUSIDA. Global Report 2010, Informe sobre la epidemia mundial de sida 2010. [en línea]. http://www.unaids.org/globalreport/Global_report_es.htm, [consultado en 23 de octubre de 2011]

TORRALBA, F. Principios europeos de la bioética. En Instituto Borja de bioética Historia de la bioética Modulo 1. p 3. Tomado de http://rlillo.educsalud.cl/Capac_Etica_BecadosAPS/Principios%20europeos%20 de%20la%20bioetica%20F%20Torralba.pdf. [consultado el 20 de noviembre de 2012]

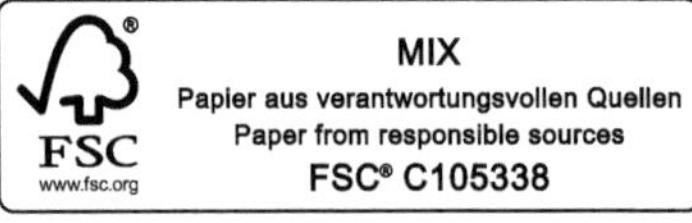

Printed by Books on Demand GmbH, Norderstedt / Germany